Gagan Singh Kukloria
Koushal Singh Patel
Shilpi Rawat

Livro prático de farmácia

Gagan Singh Kukloria
Koushal Singh Patel
Shilpi Rawat

Livro prático de farmácia

Estritamente de acordo com o programa enquadrado no Regulamento de Educação 2020 prescrito para D. Pharmacy, primeiro ano pela PCI

ScienciaScripts

Imprint
Any brand names and product names mentioned in this book are subject to trademark, brand or patent protection and are trademarks or registered trademarks of their respective holders. The use of brand names, product names, common names, trade names, product descriptions etc. even without a particular marking in this work is in no way to be construed to mean that such names may be regarded as unrestricted in respect of trademark and brand protection legislation and could thus be used by anyone.

Cover image: www.ingimage.com

This book is a translation from the original published under ISBN 978-620-8-41672-0.

Publisher:
Sciencia Scripts
is a trademark of
Dodo Books Indian Ocean Ltd. and OmniScriptum S.R.L publishing group

120 High Road, East Finchley, London, N2 9ED, United Kingdom
Str. Armeneasca 28/1, office 1, Chisinau MD-2012, Republic of Moldova, Europe
Managing Directors: Ieva Konstantinova, Victoria Ursu
info@omniscriptum.com

Printed at: see last page
ISBN: 978-620-8-62761-4

UM LIVRO PRÁTICO DE

FARMACÊUTICA

Estritamente de acordo com o programa de estudos enquadrado no Regulamento da Educação 2020

Prescrito para D. Pharmacy, Primeiro Ano pelo Conselho de Farmácia da Índia

Dr. Gagan Kukloria Dr. Koushal Singh Patel

M. Pharm Ph.D. . Pharm Ph.D.

Professor associado Professor associado

Instituto de Farmácia GRY Instituto de Farmácia GRY

Borawan, Khargone Borawan, Khargone

Sra. Shilpi Rawat
M. Farmacêutico
Universidade S.K.
Chhatarpur

FARMÁCIA - PRÁTICA

Código do curso: ER20-11P

Âmbito: Este curso destina-se a formar os alunos na formulação e dispensação de formas de dosagem farmacêuticas comuns.

Objectivos do curso: Este curso tem como objetivo discutir e treinar os seguintes aspectos da preparação e dispensa de várias formas de dosagem farmacêutica

1. Cálculo da fórmula de trabalho a partir da fórmula-mestra oficial
2. Formulação de formas de dosagem com base na fórmula de trabalho
3. Requisitos adequados de embalagem e rotulagem
4. Métodos dos testes básicos de controlo da qualidade

Resultados do curso: Após a conclusão com sucesso deste curso, os alunos serão capazes de

1. Calcular a fórmula de trabalho a partir da fórmula mestra dada
2. Formular a forma de dosagem e dispensar num recipiente adequado
3. Conceber o rótulo com as informações necessárias sobre o produto e o doente
4. Efetuar os testes básicos de controlo da qualidade para as formas de dosagem comuns

Práticas

Manuseamento e consulta das referências oficiais: Farmacopeias, formulários, etc. para

recuperação de fórmulas, procedimentos, etc.

Formulação das seguintes formas de dosagem de acordo com as normas da monografia e dispensa com embalagem e rotulagem adequadas

- Líquido oral: Xarope simples, elixir de citrato de piperazina, solução aquosa de iodo
- Emulsão: Emulsão de óleo de rícino, emulsão de óleo de fígado de bacalhau• Suspensão: Loção de calamina,

  Mistura de hidróxido de magnésio
- Pomada: Pomada de base simples, Pomada de enxofre
- Creme: Cetrimide creme
- Gel: Gel de alginato de sódio
- Linimento: Linimento de terebintina, linimento branco BPC
- Pó seco: grânulos de pó efervescente, pó para polvilhar
- Injeção Estéril: Solução salina normal, Injeção de gluconato de cálcio
- Cápsula de gelatina dura: Cápsulas de tetraciclina

- Comprimidos: Paracetamol em comprimidos

3. Formulação de, pelo menos, cinco preparações cosméticas de uso corrente - por exemplo, creme frio, champô, loção, pasta de dentes, etc

4. Demonstração das várias fases do processo de fabrico de comprimidos

5. Métodos adequados de utilização e armazenamento de todas as formas de dosagem, incluindo dosagens especiais, tais como diferentes tipos de inaladores, espaçadores, canetas de insulina

6. Demonstração de testes de controlo de qualidade e avaliação de formas de dosagem comuns, nomeadamente comprimidos, cápsulas, emulsões e injecções estéreis, de acordo com as monografias.

Artigos de vidro

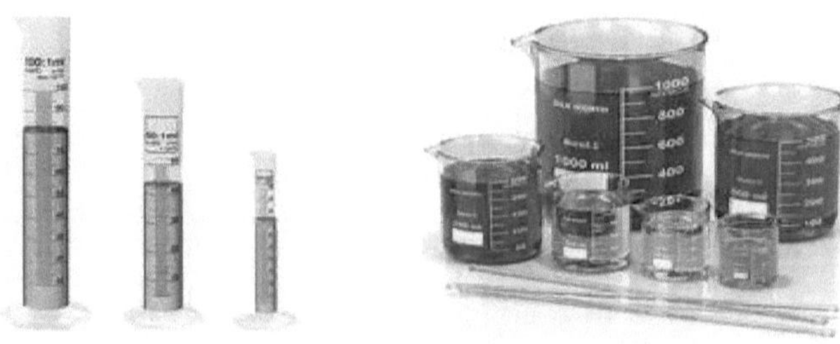

Cilindro de medição Copo

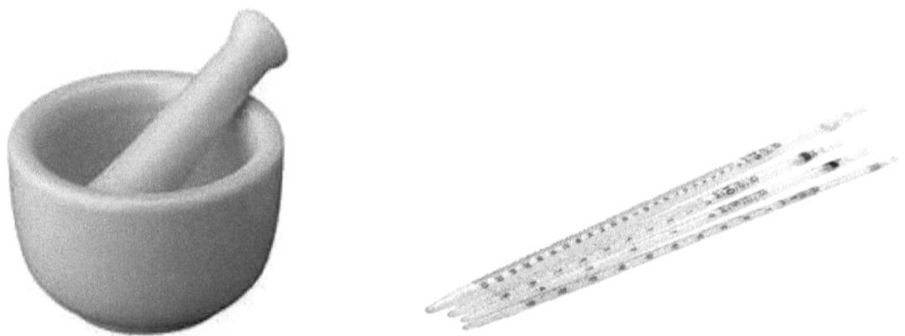

Almofariz e pilão Pipetas

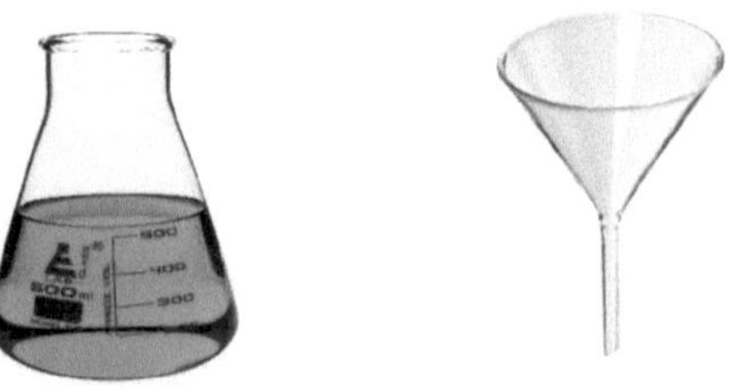

Funil para frasco cónico

Índice

Experiência n.º 1

Objetivo: Preparar e apresentar 30 ml de xarope simples IP.

Requisitos: Aparelhos necessários: Almofariz e pilão, balança, proveta, Vareta de vidro, espátula, copo, agitador, etc.

Produto químico necessário: Sacarose e água purificada.

Princípio: Os xaropes são soluções açucaradas, viscosas e concentradas de sacarose ou de outros açúcares em água ou em qualquer outro veículo aquoso adequado. Estes são ainda classificados em 2 classes.

Xaropes aromatizados simples

Xaropes medicamentosos

Xaropes de sabor simples: Não contêm qualquer medicamento ou droga. Estes xaropes são utilizados como veículo para outras preparações líquidas para disfarçar o sabor desagradável da droga.

Xaropes medicamentosos: Estes contêm alguma substância medicinal juntamente com os seus outros aditivos. A concentração de sacarose no xarope simples é de 66,7 % p/p.

Fórmula:

Sl. Não.	Ingredientes	Fórmula oficial	Quantidades necessárias
1.	Sacarose	667gm	
2.	Água purificada, quantidade suficiente para produzir (q. s.)	1000ml	30ml

Cálculos:

Procedimento: Transferir a quantidade pesada de sacarose para um erlenmeyer

- Adicionar uma quantidade suficiente de água.
- Fazer o xarope com ou sem aquecimento.
- Macerar com água fria ou aquecer a solução, que também pode ser agitada para acelerar a solubilização.
- Se necessário, filtrar o xarope. 6. Conservar num recipiente seco com o rótulo

adequado.

Categoria: , veículo

Utilização: Os xaropes simples são utilizados como veículos para medicamentos como antibióticos, anti-histamínicos, antitússicos e vitaminas.

Armazenamento: Armazenado num recipiente bem fechado a uma temperatura não superior a 25^{0}C.

Etiqueta:

<table>
<tr><td colspan="2">Xarope simples Ip
30ml</td></tr>
<tr><td>Composição:
Açúcar
Água purificada</td><td rowspan="2">N.º de lote DATA DE FABRICAÇÃO

N.º LIC. MFG EXP. DATA</td></tr>
<tr><td>Categoria: Agente de transpiração
Veículo</td></tr>
<tr><td colspan="2">APENAS PARA USO INTERNO</td></tr>
<tr><td colspan="2">Utilização: Os xaropes simples são utilizados como veículos para medicamentos como antibióticos, anti-histamínicos, antitússicos e vitaminas.
Armazenamento: Armazenado num recipiente bem fechado, ao abrigo da luz, num local fresco e a uma temperatura não superior a 25^{0}C</td></tr>
</table>

Resultado:

Experiência n.º 2

Objetivo: Preparar e apresentar 20ml de elixir de citrato de piperazina.

Requisitos: Aparelhos necessários: Almofariz e pilão, balança, proveta, bastão de vidro, espátula, copo, etc.

Químico necessário: Citrato de piperazina, álcool clorofórmio, glicerina, óleo de laranja, xarope, água purificada.

Princípio: O Elixir de Citrato de Piperazina é principalmente um anti-helmíntico. Este tipo de medicamento actua para paralisar os parasitas que podem invadir o corpo do hospedeiro e causar doenças. Por conseguinte, ajuda a remover os parasitas e, assim, inibe a propagação da doença no corpo. O medicamento é usado para tratar a ascaridíase, enter biases, também chamada de vermes comuns. O medicamento imobiliza primeiro os vermes parasitas, que são posteriormente eliminados do corpo através das fezes. Este medicamento só pode ser obtido com uma prescrição adequada do seu médico e não está disponível ao balcão. O medicamento está disponível sob a forma de comprimido ou xarope.

Fórmula:

Sl. Não.	Ingredientes	Fórmula oficial	Quantidades necessárias
1	Citrato de piperazina	180gm	
2	Aguardente de clorofórmio	0,5 ml	
3	Glicerina	100ml	
4	Óleo de laranja	0,25 ml	
5	Xarope	500ml	
6	Água purificada	1000ml	20ml

Cálculo:

Procedimento: Dissolver o citrato de piperazina numa parte de água.

- Em seguida, misturar com agitação o óleo de laranja, a glicerina, o xarope em clorofórmio e deitar a solução aquosa de citrato de piperazina.
- Ajustar o volume com água purificada suficiente.
- Filtrar e transferir para um recipiente adequado.

Armazenamento: Armazenado recipiente bem fechado a uma temperatura não superior a 25°C.

Utilização: É utilizado como anti-helmíntico no tratamento de infecções causadas por vermes.

Etiqueta:

<table>
<tr><td colspan="2">ELIXIR DE CITRATO DE PIPERAZINA
20ml</td></tr>
<tr><td>Composição:
Citrato de piperazina

Espírito
Glicerina
Óleo de laranja

Água purificada</td><td rowspan="2">LOTE Nº. MFG. DATA:

MFG. LIC. NO: DATA DE EXPIRAÇÃO:</td></tr>
<tr><td>Categoria: Anti-helmíntico</td></tr>
<tr><td colspan="2">APENAS PARA USO INTERNO.</td></tr>
<tr><td colspan="2">Utilização: É utilizado como anti-helmíntico no tratamento de infecções causadas por vermes.

Armazenamento: Armazenado num recipiente bem fechado, ao abrigo da luz, num local fresco e a uma temperatura não superior a 25°C</td></tr>
<tr><td colspan="2">MFG BY: ABCD Lote: Rolo n.º:</td></tr>
</table>

Resultado:

Experiência n.º 3

Objetivo: Preparar e apresentar 30 ml de solução aquosa de iodo.

Requisitos: Aparelhos necessários: Almofariz e pilão, balança, proveta, bastão de vidro, espátula, copo, funil, etc.

Produtos químicos necessários: Iodo, iodeto de potássio e água purificada

Princípio: Na prática farmacêutica, as soluções são definidas como preparações líquidas que contêm uma ou mais substâncias químicas geralmente dissolvidas em água. A solução aquosa de iodo é também conhecida como solução de Lugol e contém 5% p/v de iodo e 10% p/v de iodeto de potássio.

Fórmula:

S. Não.	Ingredientes	Fórmula oficial	Quantidades necessárias
1.	Iodo	50 gm	
2.	Iodeto de potássio	100ml	
3.	Água purificada	1000 ml	30ml

Cálculo:

Procedimento: Dissolver o iodeto de potássio e o iodo numa água purificada.

- Agitar bem até dissolver.
- Em seguida, adicionar água purificada suficiente para perfazer o volume necessário. Filtrar e transferir para um recipiente adequado.

Utilização: Anti-sético

Armazenamento: Recipiente bem fechado feito de material resistente ao iodo.

Dose: 0,3 a 2 ml

Etiqueta:

Solução aquosa de iodo 30ml

<table>
<tr><td>Composição:
Iodo
Iodeto de potássio
Água purificada</td><td rowspan="2">N.º de lote DATA DE FABRICAÇÃO

N.º LIC. MFG EXP. DATA</td></tr>
<tr><td>Categoria: Anti-sético</td></tr>
<tr><td colspan="2">APENAS PARA USO INTERNO</td></tr>
<tr><td colspan="2">Utilização: É utilizado como
Armazenamento: Armazenado num recipiente bem fechado a uma temperatura não superior a 25^0C</td></tr>
<tr><td>FABRICADO POR ....</td><td>LOTE ROLL.NO.</td></tr>
</table>

Resultado:

Exercício n.º 4

Objetivo: Preparar uma emulsão de óleo de rícino.

Requisitos: Óleo de rícino, acácia em pó, água de canela, etc.

Teoria: A emulsão é um sistema heterogéneo constituído por pelo menos um líquido imiscível disperso noutro sob a forma de gotículas cujo diâmetro é geralmente superior a 0,1µm. Este sistema possui uma estabilidade mínima porque as gotículas coalescem rapidamente e os dois líquidos separam-se. A estabilidade da emulsão é aumentada pela adição de outra substância conhecida como agente emulsionante ou emulsionantes. As gotículas de líquido, geralmente conhecidas como fase de emulsão ou glóbulos de emulsão ou fase dispersa ou fase interna ou fase interrompida, enquanto o líquido em que estão dispersas é conhecido como fase contínua ou meio de dispersão ou fase externa ou fase contínua. Por outras palavras, uma emulsão pode, portanto, ser definida como um sistema disperso constituído por dois líquidos imiscíveis, um dos quais se distribui em pequenos glóbulos pelo outro, sendo o sistema estabilizado pela presença de uma terceira substância denominada agente emulsionante. Por exemplo, o leite é a emulsão ideal e natural.

TIPOS DE EMULSÃO

- Emulsão água-em-óleo (w/o) Fase dispersa água Fase contínua - óleo
- Emulsão óleo em água (o/w) Fase dispersa óleo Fase contínua água
- Emulsão múltipla: Água-em-óleo-em-água (w/o/w), óleo em água em óleo (o/w/o)

Diversos O tamanho do glóbulo ou o tamanho da fase dispersa da emulsão pode variar enormemente, mas geralmente está na faixa de 0,25-25um de diâmetro. Com base no tamanho, as emulsões são principalmente de três tipos Emulsão grosseira: tamanho do glóbulo superior a 25,0 um, emulsão fina: tamanho do glóbulo inferior a 5,0 um. Microemulsão de emulsão micelar: tamanho dos glóbulos de 10-75 nm, estas emulsões parecem transparentes ao olho humano à luz do dia.

Fórmula:

S. Não.	Ingredientes	Fórmula oficial	Quantidades necessárias
1.	Óleo de rícino	37,5 ml	

2.	Acácia em pó	10.0 g	
3.	Água de canela, suficiente para produzir	100,0 ml	30ml

Cálculo:

Procedimento: Triturar a quantidade pesada de óleo de rícino e a água de canela com acácia num almofariz e pilão. Adicionar a quantidade restante de água de canela para obter 100 ml.

Categoria: Laxante

Dose: 30 a 60 ml

Conservação: Conservar num recipiente bem fechado

Utilizações: Laxante

Rotulagem: Cumprir os requisitos gerais de rotulagem, além disso, o rótulo indica as seguintes informações.

Quantidade de agente emulsionante

Conservante

"Agitar bem antes de utilizar"

Conservar em local fresco.

Etiqueta:

<table>
<tr><td colspan="2" align="center">Emulsão de óleo de rícino
30ml</td></tr>
<tr><td>Composição:
Óleo de rícino
Acácia
Água de canela q..p.</td><td rowspan="2">N.º de lote DATA DE FABRICAÇÃO

N.º LIC. MFG EXP. DATA</td></tr>
<tr><td>Categoria: Anti-sético</td></tr>
<tr><td colspan="2">APENAS PARA USO INTERNO</td></tr>
<tr><td colspan="2">Utilização: A emulsão de óleo de rícino é utilizada como laxante, para esvaziar o trato gastrointestinal, enquanto os pacientes se preparam para a radiografia do cólon, a proctoscopia e o exame endoscópico.
Armazenamento: Deve ser armazenado num recipiente bem fechado e num local fresco</td></tr>
</table>

FABRICADO POR	LOTE ROLL.NO.

Resultado:

Exercício. N.º 5.

Objetivo: Preparar e apresentar 30ml de emulsão de Óleo de Fígado de Bacalhau.

Requisitos: Aparelhos necessários: Almofariz e pilão, balança, proveta, bastão de vidro, espátula, copo, funil, etc.

Químico necessário: Óleo de fígado de bacalhau, Gema de ovo, Água purificada q s

Princípio: Uma emulsão é uma mistura de dois ou mais líquidos que são normalmente imiscíveis (não misturáveis ou não flexíveis) devido à separação de fases líquido-líquido. Dependendo da natureza da fase dispersa, as emulsões são classificadas como emulsão de água em óleo (W/O) (ii) emulsão de óleo em água (O/W). O óleo de fígado de bacalhau é uma fonte rica em vitamina D, pelo que é utilizado como agente antirraquítico.

Fórmula

S. Não.	Ingredientes	Fórmula oficial	Quantidades necessárias
1.	Óleo de fígado de bacalhau	3o.o ml	
2.	Gema de ovo	4,0 ml	
3.	água, suficiente para produzir	60,0 ml	30ml

Cálculo:

Procedimento: A gema de ovo é separada do ovo partido e colocada num medidor. Adiciona-se um volume igual de água e mistura-se bem.

- O volume calculado da gema de ovo acima referida é colocado num almofariz.
- O volume calculado de óleo de fígado de bacalhau é adicionado ao almofariz e misturado com agitação constante. Adiciona-se gradualmente água purificada (1/3rd da quantidade total0 com trituração constante.
- A mistura é coada através de um pano de musselina.
- O almofariz e o pilão são lavados com pouco volume de água e transferidos através do pano de musselina.

- O volume é ajustado para o nível necessário com água numa proveta graduada.
- O conteúdo é bem misturado e transferido para um recipiente de boca estreita
- O recipiente é tapado, polido, rotulado e distribuído.

Utilização: É utilizado como agente antirraquítico (em caso de deficiência de vitamina D).

Armazenamento: Deve ser armazenado num recipiente bem fechado e num local fresco.

Categoria: Antirraquítico (em caso de deficiência de vitamina D)

Dose: Não mais de 10 ml por dia.

Etiqueta:

<table>
<tr><td colspan="2">Emulsão de óleo de fígado de bacalhau
30ml</td></tr>
<tr><td>Composição:
Óleo de fígado de bacalhau
Gema de ovo
Água purificada q. s.</td><td rowspan="2">N.º de lote DATA DE FABRICAÇÃO

N.º LIC. MFG EXP. DATA</td></tr>
<tr><td>Categoria: Antirraquítico (em caso de deficiência de vitamina D</td></tr>
<tr><td colspan="2">APENAS PARA USO INTERNO</td></tr>
<tr><td colspan="2">Utilização: É utilizado como agente antirraquítico (em caso de deficiência de vitamina D
Armazenamento: Deve ser armazenado num recipiente bem fechado e num local fresco.</td></tr>
<tr><td>FABRICADO POR ....</td><td>LOTE ROLL.NO.</td></tr>
</table>

Resultado:

Experiência n.º 6

Objeto: Preparar e apresentar 30ml de loção de Calamina.

Requisitos: Aparelhos necessários: Almofariz e pilão, balança, proveta, bastão de vidro, espátula, copo, funil, etc.

Produtos químicos necessários: Calamina, Óxido de zinco, Bentonite, Glicerina, Citrato de sódio, Fenol liquefeito, Água de rosas, Água purificada.

Princípio: Trata-se de uma suspensão que contém sólidos não difusíveis para uso externo. Neste caso, utilizamos a bentonite como agente de suspensão. Observa-se uma dispersão da bentonite se esta for misturada intimamente com um medicamento insolúvel, ou seja, a calamina. O óxido de zinco utilizado aqui actua como adstringente e agente protetor. O citrato de sódio provoca a defloculação parcial da calamina e, na sua ausência, transfere a bentonite da forma de gel para a forma sólida. Por conseguinte, o produto é mais espesso e difícil de verter do frasco.

Fórmula

S. Não.	Ingredientes	Fórmula oficial	Quantidades necessárias
1.	Calamina	150gm	
2.	Óxido de zinco	50gm	
3.	Bentonite	15gm	
4.	Glicerina	5ml	
5.	Citrato de sódio	5ml	
6.	Fenol liquefeito	50ml	
7.	Água de rosas	1000,0 ml	30ml

Cálculo:

Procedimento: Misturar as quantidades pesadas de Calamina, ZnO e Bentonite num almofariz e pilão.

- Triturar com uma solução de citrato de sódio em 5 ml de água.
- Adicionar as quantidades necessárias de fenol liquefeito e glicerina.
- Misturar bem, adicionar mais veículo para obter o volume necessário,

misturar bem para obter uma preparação uniforme.

- Filtrar e transferir para um recipiente adequado.

Modo de utilização: Agitar bem antes de utilizar. Aplicar 2 a 3 vezes por dia.

Utilização: É utilizado como adstringente.

- Utilizado como agente suavizante e alivia a comichão e a dor durante as doenças de pele
infecções.
- Também é utilizado em infecções por vermes.

Armazenamento: Armazenado num recipiente bem fechado, escuro, num local fresco a uma temperatura não superior a 25^0C.

Etiqueta

<table>
<tr><td colspan="2">Loção de calamina
30ml</td></tr>
<tr><td>Composição:
Calamina
Óxido de zinco
Bentonite
Glicerina
Citrato de sódio
Fenol liquefeito
Águas de rosas</td><td rowspan="2">N.º de lote DATA DE FABRICAÇÃO

N.º LIC. MFG EXP. DATA</td></tr>
<tr><td>Categoria: Adstringente</td></tr>
<tr><td colspan="2">APENAS PARA USO EXTERNO</td></tr>
<tr><td colspan="2">Utilização: É utilizado como adstringente
Armazenamento: Armazenado num recipiente bem fechado, ao abrigo da luz, num local fresco e a uma temperatura não superior a 25^0C</td></tr>
<tr><td>FABRICADO POR ....</td><td>LOTE ROLL.NO.</td></tr>
</table>

Resultado

Experiência nº 7

Objetivo: Preparar e apresentar 20 ml de uma mistura de hidróxido de magnésio.

Requisitos: Aparelhos necessários: Almofariz e pilão, balança, proveta, bastão de vidro, espátula, copo, funil, etc.

Produtos químicos necessários: Sulfato de magnésio, hidróxido de sódio, óxido de magnésio leve e água purificada.

Princípio: É uma dispersão aquosa coloidal de hidróxido de magnésio. É preparado pelo método de precipitação e pelo método de hidratação ou por ambos. Não é excessivamente espesso ou fino, mas mantém a viscosidade prevista, tem duas acções: em doses baixas (1 -4ml) actua como antiácido, enquanto que em doses mais elevadas (8-10ml) actua como laxante.

Reação:

MgO +H2O ------- Mg (OH)2 Mg SO4+ 2NaOH Mg (OH)2+ Na2SO4

Fórmula:

Sl. Não.	Ingredientes	Fórmula oficial	Fórmula de trabalho	Quantidades necessárias
1.	Sulfato de magnésio	47,5 g		
2.	Hidróxido de sódio	50,5 g		
3.	Óxido de magnésio leve	15gm		
4.	Água purificada	1000ml		20ml

Cálculo:

Procedimento: Dissolver o hidróxido de sódio numa quantidade suficiente de água purificada contida num copo.

- Triturar o óxido de magnésio num almofariz com a solução de hidróxido até obter um creme liso
- Dissolver o sulfato de magnésio em água suficiente copo separado.
- Adicionar a nata à solução de sulfato de magnésio, com agitação constante. Esta mistura é

reservar durante 48 horas.

- Após 48 horas, verter o líquido sobrenadante. Adicionar água purificada quente ao precipitado de hidróxido de magnésio para lavar os sulfato do precipitado.
- Transferir o precipitado lavado para um recipiente adequado e rotulá-lo.

Dose: 1 a 4 ml como antiácido, 8 a 10 ml como laxante. Armazenamento: Guardado num recipiente hermético num local fresco.

Modo de utilização: Agitar bem antes de utilizar

Etiqueta:

<table>
<tr><td colspan="2" align="center">Mistura de hidróxido de magnésio
20ml</td></tr>
<tr><td>Composição
Sulfato de magnésio

hidróxido
Óxido de magnésio leve
Água purificada</td><td rowspan="2">LOTE Nº.   MFG. DATA:
NÚMERO   DATA DE EXPIRAÇÃO:
DE
FABRICAÇÃ
O LIC. Nº:</td></tr>
<tr><td>Categoria: Laxante.</td></tr>
<tr><td colspan="2" align="center">APENAS PARA USO INTERNO</td></tr>
<tr><td colspan="2">Utilizar: Laxante e antiácido
Armazenamento: Armazenado num recipiente bem fechado, ao abrigo da luz, num local fresco e a uma temperatura não
25^{0}C</td></tr>
<tr><td colspan="2">MFG BY: ABCD   Lote: Rolo n.º:</td></tr>
</table>

Resultado

Experiência nº 8

Objeto: Preparar e apresentar 100gm de pomada simples.

Requisitos: Aparelhos necessários: Almofariz e pilão, balança, proveta, bastão de vidro, espátula, copo, placa de pomadas, etc.

Produtos químicos necessários: Gordura de lã, parafina dura, parafina mole branca, álcool cetoestearílico.

Princípio: As pomadas são preparações semi-sólidas destinadas a serem aplicadas externamente na pele ou nas mucosas. Contêm normalmente um ou mais medicamentos dissolvidos, dispensados, suspensos ou emulsionados, como um agente antissético ou antifúngico.

Fórmula:

S. Não.	Ingredientes	Fórmula oficial	Quantidades necessárias
1.	Gordura de lã	5gm	
2.	Parafina dura	5gm	
3.	Álcool cetoestearílico	5gm	
4.	Parafina mole branca	85gm	

Cálculos:

Procedimento: Derreter a parafina dura e o álcool cetoestearílico num banho de água.

- A isto junta-se a gordura de lã e a parafina mole branca.
- Mexa até todos os ingredientes estarem derretidos.
- Examinar o conteúdo para verificar se existem partículas estranhas.
- Decantar ou coar, se necessário.
- Mexer bem a mistura até arrefecer.

Embale-o num frasco de pomada, rotule-o e distribua-o.

Modo de atuação: Aplicar como indicado.

Utilização: É utilizado para tratar a dermatite seborreica e a sarna.

Armazenamento: Conservar em recipiente bem fechado e em local fresco

Etiqueta:

<table>
<tr><td colspan="2" align="center">Pomada simples.
100gm</td></tr>
<tr><td>Composição:
Gordura de lã
Parafina dura
Ceto álcool estearílico
Parafina mole branca</td><td rowspan="2">N.º de lote DATA DE FABRICAÇÃO

N.º LIC. MFG EXP. DATA</td></tr>
<tr><td>Categoria: Adstringente</td></tr>
<tr><td colspan="2" align="center">APENAS PARA USO EXTERNO</td></tr>
<tr><td colspan="2">Utilização: São utilizados para tratar o acne e também para tratar a dermatite seborreica e a sarna
Armazenamento: Armazenado num recipiente bem fechado, num local escuro e fresco e a uma temperatura não superior a 25^0</td></tr>
<tr><td colspan="2">FABRICADO POR .... LOTE ROLL.NO.</td></tr>
</table>

Resultado:

Experiência n.º 9

Objetivo: Preparar uma pomada de enxofre.

Necessidades: Enxofre precipitado, pomada simples.

Fórmula:

S. Não.	Ingredientes	Oficial fórmula	Quantidade necessária
1.	Enxofre precipitado	10.00 g	
2.	Pomada simples (preparado com parafina mole branca)	90 .00 g	10gm

Cálculo

Procedimento: Triturar o enxofre precipitado com uma porção da pomada simples até ficar homogéneo.

Adicionar gradualmente o restante da pomada simples e misturar bem

Categoria: Escabicida

Armazenamento: Conservar num recipiente bem fechado, ao abrigo da luz.

Utilizações: Escabicida

Modo de atuação: Aplicar como indicado. Utilização

Etiqueta

<table>
<tr><td colspan="2">Pomada de enxofre
100gm</td></tr>
<tr><td>Composição:
Enxofre precipitado
Base de pomada</td><td rowspan="2">LOTE Nº..: MFG. DATA:
MFG. N.º LIC: DATA DE EXPIRAÇÃO:</td></tr>
<tr><td>Categoria: Escabicida</td></tr>
<tr><td colspan="2">APENAS PARA USO EXTERNO.</td></tr>
<tr><td colspan="2">Utilização: Como base para outros cosméticos e para embelezamento
Armazenamento: Armazenado num recipiente bem fechado a uma temperatura não superior a 25^{0}C</td></tr>
<tr><td colspan="2">MFG BY: ABCD Lote: Rolo n.º:</td></tr>
</table>

Resultado:

Experiência. N.º 10

Objeto: Preparar e apresentar 100gm de Cetrimide creme B.P.C.

Requisitos: Aparelhos necessários: Almofariz e pilão, balança, banho-maria, copo

proveta, etc.

Produtos químicos necessários: Cetrimida, álcool cetoestearílico, parafina líquida e água purificada.

Princípio: Os cremes são produtos semi-sólidos utilizados para a proteção da pele. São também utilizados para fins medicinais ou de embelezamento, como base para outros cosméticos e para acções de limpeza. Assim, os cremes destinam-se apenas a uso externo. O termo "vanishing" é utilizado para os cremes e loções que se espalham facilmente e desaparecem rapidamente quando esfregados na pele.

Fórmula:

Sl. Não.	Ingredientes	Fórmula oficial	Trabalho fórmula	Necessário quantidades
1	Cetrimida	0,5 g		
2	Ceto álcool estearílico	5gm		
3	Parafina líquida	50gm		
4	Água purificada	44,5 g		100gm

Cálculo:

Procedimento: Derreter o álcool cetoestearílico num banho de água.

Adicionar a parafina líquida e aquecer a 60^0C.

Dissolver a cetrimida em água purificada recentemente fervida e arrefecida e aquecer a 60^0C.

Adicionar a solução aquosa à mistura oleosa e mexer até .

Transferir o creme para um recipiente adequado, etiquetar e dispensar.

Armazenamento: Armazenar em recipientes de boca larga bem fechados ou em tubos dobráveis.

Utilização: Como base para outros cosméticos e para embelezamento

Modo de utilização: Aplicar na pele seca três vezes por dia.

Etiqueta:

<table>
<tr><td colspan="2">CETRIMIDE CREME B.P.C
100gm</td></tr>
<tr><td>Composição:
Cetrimida
Ceto álcool estearílico
Parafina líquida
Água purificada.</td><td rowspan="2">LOTE Nº..: MFG. DATA:
MFG. N.º LIC: DATA DE EXPIRAÇÃO:</td></tr>
<tr><td>Categoria: Cosméticos</td></tr>
<tr><td colspan="2">APENAS PARA USO EXTERNO.</td></tr>
<tr><td colspan="2">Utilização: Como base para outros cosméticos e para embelezamento
Armazenamento: Armazenado num recipiente bem fechado a uma temperatura não superior a 25^0C</td></tr>
<tr><td colspan="2">MFG BY: ABCD Lote: Rolo n.º:</td></tr>
</table>

Resultado:

Experiência. N.º 11

Objeto: Preparar e apresentar 30gm de gel de alginato de sódio.

Requisitos: Aparelhos necessários: Almofariz e pilão, balança, proveta, vareta de vidro

espátula, copo, etc.

Produtos químicos necessários: Alginato de sódio, cloreto de cálcio, corante, água purificada

Princípio: Um gel é um semi-sólido que pode ter propriedades que variam de macio e fraco a duro e resistente. Os géis são definidos como um sistema reticulado substancialmente diluído, que não apresenta fluxo quando em estado estacionário. Um gel foi definido fenomenologicamente como um material macio, sólido ou semelhante a um sólido, constituído por dois ou mais componentes, um dos quais é um líquido, presente em quantidade substancial.

Fórmula:

Sl. Não.	Ingredientes	Fórmula oficial	Trabalho fórmula	Necessário quantidades
1.	Alginato de sódio	2%w/v		
2.	Cloreto de cálcio	5%w/v		
3.	Corante	q. s		
4.	Água purificada	100ml		30gm

Cálculo:

Procedimento: Misturar o alginato de sódio seco e em pó com água destilada.

Para obter um ótimo gel, utilize 100 ml de água destilada e 1 colher de chá de alginato de sódio (esta é uma solução de alginato de sódio a 2%).

- Num outro recipiente, misturar o cloreto de cálcio com água destilada. Utilize uma colher de chá cheia de cloreto de cálcio em 100 ml de água destilada (esta é uma solução de cloreto de cálcio a 5%)
- Fazer um gel adicionando alginato dissolvido à solução de cálcio.

- Utilizando uma colher ou um conta-gotas, adicione (ou seja, deixe cair ou esguiche) um pouco da solução de alginato de sódio na solução de cloreto de cálcio. Num instante, o cálcio reage com as unidades de açúcar no alginato para puxar as longas cadeias flexíveis de alginato para um gel.

Utilização: O alginato é utilizado como emulsionante ou estabilizador.

Armazenamento: Deve ser bem fechado e armazenado fora do contacto com a água.

Etiqueta:

<table>
<tr><td colspan="2">GEL DE ALGINATO DE SÓDIO
30gm</td></tr>
<tr><td>Composições:
Alginato de sódio
Cloreto de cálcio
Corante
Água purificada</td><td rowspan="2">LOTE Nº. MFG. DATA:

MFG. LIC. NO: DATA DE EXPIRAÇÃO:</td></tr>
<tr><td>Categoria: Estabilizador</td></tr>
<tr><td colspan="2">APENAS PARA USO EXTERNO.</td></tr>
<tr><td colspan="2">Utilização: utilizado como emulsionante, estabilizador, suspensor, espessante em
Armazenamento: Armazenado num recipiente bem fechado a uma temperatura não superior a 25^{0}C. Deve ser hermeticamente fechado.
fechado e armazenado fora do contacto com a água</td></tr>
<tr><td colspan="2">MFG BY: ABCD Lote: Rolo n.º:</td></tr>
</table>

Resultado:

Experiência. N.º 12

Objeto: Preparar e apresentar 30ml de Linimento de Terebintina.

Requisitos: Aparelhos necessários: Almofariz e pilão, balança, proveta, vareta de vidro

espátula, copo, funil, etc.

Produtos químicos necessários: sabão suave, cânfora, óleo de terebintina, água purificada.

Princípio: Os linimentos são soluções ou suspensões ou emulsões destinadas a aplicação externa. São geralmente aplicados com massagem. O linimento de terebintina é utilizado externamente num paciente que sofre de artralgia, mialgia, fibrosite e entorse.

Fórmula:

Sl. Não.	Ingredientes	Fórmula oficial	Fórmula de trabalho	Quantidades necessárias
1	Sabão suave	9gm		
2	Cânfora	5gm		
3	Óleo de terebintina	69gm		
4	Água purificada	1000ml		30ml

Cálculo:

Procedimento: Colocar a quantidade necessária de sabão suave no almofariz e adicionar água em três vezes a

como sabão suave.

- Triturar para obter uma solução com sabão.
- Colocar a quantidade necessária de óleo de terebintina num copo de medida seco e dissolver a cânfora no mesmo.
- Adicionar esta solução gota a gota no almofariz e triturar contínua e rapidamente até se formar a emulsão primária.
- Adicionar uma pequena quantidade de água e transferi-la para o frasco redondo com nervuras verticais, de cor azul e âmbar,

previamente calibrado.

- Ajustar o volume necessário adicionando água, colocar a rolha e rotular.

Utilização: O linimento de terebintina é utilizado externamente num paciente que sofre de artralgia, mialgia, fibrosite e entorse.

Armazenamento: Deve ser armazenado num recipiente bem fechado e escuro, num local fresco.

Etiqueta:

<table>
<tr><td colspan="2">LINIMENTO DE TEREBINTINA
30ml</td></tr>
<tr><td>Composição:
Sabão suave
Cânfora
Óleo de terebintina
Água purificada</td><td rowspan="2">LOTE Nº. DATA DE FABRICO
DATA:

MFG. LIC. N.º DE LICENÇA DE FABRICO:
DATA DE EXPIRAÇÃO:</td></tr>
<tr><td>Categoria: Artralgia</td></tr>
<tr><td colspan="2">APENAS PARA USO EXTERNO.</td></tr>
<tr><td colspan="2">Utilização: O linimento de terebintina é utilizado externamente num paciente que sofre de artralgia, mialgia, fibrosite e entorse.
Armazenamento: Armazenado num recipiente bem fechado, ao abrigo da luz, num local fresco e a uma temperatura não superior a 25°C</td></tr>
<tr><td colspan="2">MFG BY: ABCD Lote: Rolo n.º.</td></tr>
</table>

Resultado

Experiência n.º 13

Objeto: Preparar e apresentar 30ml de Linimento Branco BPC.

Requisitos: Aparelhos necessários: Almofariz e pilão, balança, proveta, vareta de vidro

espátula, copo, funil, etc.

Produtos químicos necessários: cloreto de amónio, Dil, solução de amoníaco, ácido oleico, óleo de terebintina, água purificada

Princípio: Os linimentos são soluções ou suspensões ou emulsões destinadas a aplicação externa. São geralmente aplicados com massagem. O linimento de terebintina é utilizado externamente num paciente que sofre de artralgia, mialgia, fibrosite e entorse.

Fórmula:

Sl. Não.	Ingredientes	Fórmula oficial	Fórmula de trabalho	Quantidades necessárias
1	Cloreto de amónio	12,5 g		
2	Dil. Solução de amoníaco	45 ml		
3	Ácido oleico	83,3 ml		
4	Óleo de terebintina	250 ml		
5	Água purificada	625ml		30ml

Cálculo:

Procedimento: Misturar óleo de terebintina e ácido oleico num frasco.

- Adicionar um volume igual de água morna (50 ºC) a uma solução diluída de amoníaco
- Em seguida, adicionar esta solução diluída (em pequenas quantidades) ao líquido oleoso, agitando vigorosamente após cada adição.
- Dissolver o cloreto de amónio no resto água e adicioná-lo ao frasco (em pequenas quantidades), agitando vigorosamente após cada adição.

Utilização: O White Liniment é um rubefaciente, que é uma substância que aquece a pele. É utilizado para aliviar

da ciática. Entorses, lumbago e dores reumatóides.

Armazenamento: Deve ser armazenado num recipiente bem fechado e escuro, num local fresco.

Etiqueta:

<table>
<tr><td colspan="2" align="center">LINIMENTO BRANCO BPC
30ml</td></tr>
<tr><td>Composição:
Cloreto de amónio
Dil. Solução de amoníaco
Ácido oleico
Óleo de terebintina
Água purificada</td><td rowspan="2">LOTE Nº. MFG. DATA:
MFG. LIC. NO: DATA DE EXPIRAÇÃO:</td></tr>
<tr><td>Categoria: Artralgia</td></tr>
<tr><td colspan="2" align="center">APENAS PARA USO EXTERNO.</td></tr>
<tr><td colspan="2">Utilização: O linimento branco é utilizado para o alívio da dor ciática, entorses, lumbago e dores reumáticas.
Armazenamento: Armazenado num recipiente bem fechado, ao abrigo da luz, num local fresco e a uma temperatura não superior a 25ºC</td></tr>
<tr><td colspan="2">MFG BY: ABCD Lote: Rolo nº.</td></tr>
</table>

Resultado:

Experiência n.º 14

Objeto: Preparar e apresentar 10gm de grânulos efervescentes.

Requisitos: Aparelhos necessários: Almofariz e pilão, balança, agitador de peneiras, prato da China

Produtos químicos necessários: Fosfato de sódio, bicarbonato de sódio, ácido tartárico.

Princípio: A preparação efervescente proporciona efervescência de gás CO2 quando adicionada à água por uma reação química entre carbonatos ou bicarbonatos de metais alcalinos com ácido tartárico ou ácido cítrico. Esta preparação destina-se a ser dissolvida em água antes de ser tomada por via oral. O gás CO2 é libertado em resultado da reação ácido-base. A preparação é aconselhada a ser tomada durante a efervescência.

Fórmula:

Sl. Não.	Ingredientes	Fórmula oficial	Fórmula de trabalho	Quantidades necessárias
1	Fosfato de sódio	0,9gm		
2	Bicarbonato de sódio	2,1 gm		
3	Ácido tartárico	1,1 g		
4	Ácido cítrico	0,7gm		10 gm

Cálculo:

Procedimento: Mistura-se ácido cítrico com fosfato de sódio e ácido tartárico.

- Adicionar bicarbonato de sódio à mistura acima e misturar suavemente.
- A mistura final em pó é colocada numa cápsula de porcelana previamente aquecida em banho-maria.
- Mexer constantemente a mistura com a ajuda de uma espátula até obter uma massa húmida.
- Passar a massa húmida pelo peneiro número 8.
- Secar os grânulos a uma temperatura ambiente não superior a 540C.
- Passar os grânulos secos por um peneiro adequado.

- Embalar os grânulos secos de tamanho uniforme num frasco de boca larga.

Dose: Cada 5g contém 1g de fosfato de sódio.

Armazenamento: Armazenado num recipiente hermético num local fresco,

Utilização: Purgativo salino e diurético ligeiro.

Etiqueta:

<table>
<tr><td colspan="2">GRÂNULOS EFERVESCENTES
10gm</td></tr>
<tr><td>Composição:
Fosfato de sódio
Bicarbonato de sódio
Ácido tartárico
Ácido cítrico</td><td rowspan="2">LOTE Nº. MFG. DATA:
MFG. LIC. NO: DATA DE EXPIRAÇÃO:</td></tr>
<tr><td>Categoria: Purgativo salino e diurético ligeiro</td></tr>
<tr><td colspan="2">APENAS PARA USO INTERNO.</td></tr>
<tr><td colspan="2">Utilização: Purgativo salino e diurético ligeiro
Armazenamento: Armazenado num recipiente hermético bem fechado, num local fresco e a uma temperatura não superior a 25^{0}C</td></tr>
<tr><td colspan="2">MFG BY: ABCD Lote: Rolo nº.</td></tr>
</table>

Resultado:

Experiência n.º 15

Objeto: Preparar e apresentar 30gm de pó para pó.

Requisitos: Aparelhos necessários: Almofariz e pilão, balança, agitador de peneiras, etc.

Produtos químicos necessários: Talco purificado, amido, óxido de zinco.

Princípio: Os pós para polvilhar são normalmente misturas de duas ou mais substâncias em pó fino

destinado a uso externo. O amido possui propriedades aglutinantes e de boa fluidez que ajudam

o pó flui facilmente, espalha-se uniformemente e adere à pele aquando da aplicação. O talco é natural

A substância mineral óxido de zinco é protetora.

Fórmula:

Sl. Não.	Ingredientes	Fórmula oficial	Fórmula de trabalho	Quantidades necessárias
1	Talco purificado	1 gm		
2	Amido	0,5 gm		
3	Óxido de zinco	0,5 g		

Cálculo:

Procedimento: Pesar a quantidade necessária de talco purificado e de óxido de zinco.

- Misturar o óxido de zinco com amido e incorporar talco purificado.
- Misturar bem e passar o pó misturado por um peneiro n.º 120 para eliminar as partículas grosseiras.
- Após a peneiração, todo o pó deve ser novamente misturado ligeiramente.
- Embalar o pó para o proteger do ar, da humidade e da contaminação.

Armazenamento: Armazenar num recipiente bem fechado e deve ser mantido num local fresco.

Categoria: Pó antissético.

Precauções: Não aplicar sobre uma superfície crua (ou) a escorrer.

Direção: Apenas para uso externo.

Utilização: Anti-sético.

Etiqueta:

<table>
<tr><td colspan="2">PÓ PARA PULVERIZAÇÃO
10gm</td></tr>
<tr><td>Composição:
Talco purificado
Amido
Óxido de zinco</td><td rowspan="2">LOTE Nº. MFG. DATA:
MFG. LIC. NO: DATA DE EXPIRAÇÃO:</td></tr>
<tr><td>Categoria: Anti-sético</td></tr>
<tr><td colspan="2">APENAS PARA USO EXTERNO.</td></tr>
<tr><td colspan="2">Utilização: Anti-sético
Armazenamento: Armazenar num recipiente bem fechado e deve ser mantido num local fresco.</td></tr>
<tr><td colspan="2">MFG BY: ABCD Lote: Rolo nº.</td></tr>
</table>

Resultado:

Experiência n.º 16

Objetivo: Preparar e administrar 10 ml de injeção de cloreto de sódio I.P

Requisitos: Aparelhos necessários: Almofariz e pilão, balança, proveta, vareta de vidro

espátula, copo, funil, etc.

Químico necessário: Cloreto de sódio e água esterilizada para injeção I.P

Princípio: A Injeção de Cloreto de Sódio 0,9% é utilizada para repor os fluidos e sais corporais perdidos. Outros

os medicamentos administrados por injeção ou gota a gota podem ser diluídos com Cloreto de Sódio

Injeção 0,9%. A Injeção de Cloreto de Sódio 0,9% também pode ser utilizada como uma solução de irrigação estéril.

Fórmula:

S. Não.	Ingredientes	Fórmula oficial	Fórmula necessária
1.	Cloreto de sódio	0.9 g	
2.	Água para injeção, suficiente para produzir	100,0 ml	10ml

Cálculo:

Procedimento: Dissolver o cloreto de sódio em quantidade suficiente de água para injeção.

- Adicionar água para injeção suficiente para obter 100 ml.
- Se necessário, filtrar a solução.
- Encher as ampolas com a solução e selá-las.
- Esterilizar em autoclave o mais cedo possível.
- A esterilização também pode ser efectuada por filtração.

Categoria: Eletrólito

Conservação: Conservar num recipiente hermeticamente fechado.

Utilizações: É utilizado na deficiência de electrólitos

<table>
<tr><td colspan="2">CLORETO DE SÓDIO INJECÇÃO I.P
10ml</td></tr>
<tr><td>Composição:
Cloreto de sódio
Água esterilizada para injectáveis I. P</td><td rowspan="2">LOTE Nº.   MFG. DATA:
MFG. LIC. NO: DATA DE EXPIRAÇÃO:</td></tr>
<tr><td>Categoria: Veículo isotónico</td></tr>
<tr><td colspan="2">APENAS PARA USO EXTERNO.</td></tr>
<tr><td colspan="2">Utilização: É utilizado para absorver e transportar nutrientes
Armazenamento: Armazenado num recipiente bem fechado a uma temperatura não superior a 25⁰C</td></tr>
<tr><td colspan="2">MFG BY: ABCD   Lote: Rolo nº.</td></tr>
</table>

Etiqueta:

Resultado

Exercício n.º 17

Objeto: Preparar a injeção de gluconato de cálcio

Requisitos: Gluconato de cálcio, D-sacarato de cálcio, água para injectáveis.

Princípio: A injeção de gluconato de cálcio é uma solução estéril de gluconato de cálcio em água para injeção. Não mais de 5% do gluconato de cálcio pode ser substituído por um sal de cálcio adequado como agente estabilizador.

Fórmula:

S. Não.	Ingredientes	Fórmula oficial	Fórmula necessária
1.	Gluconato de cálcio	5.0 g	
2.	D-sacarato de cálcio	1.75 g	
3.	Água para injeção, suficiente para produzir	100ml	

Cálculo

Procedimento: Dissolver o gluconato de cálcio em água para injeção.

- Adicionar e dissolver o D-sacarato de cálcio na solução.
- Ajustar o pH de 6,0 a 8,2 com uma solução de hidróxido de sódio a 10%.
- Filtrar através de um filtro de membrana de 0,45 um
- Encher as ampolas de 10 ml e selá-las.
- Esterilizar em autoclave a 121°C durante 30 minutos.

Categoria: Fluidos e electrólitos

Dose: Gluconato de cálcio por injeção intramuscular ou intravenosa I a 2 g.

Armazenamento: A injeção de gluconato de cálcio é uma solução supersaturada e deve estar completamente isenta de partículas sólidas. Se estiverem presentes partículas sólidas e ocorrer separação de cristais, a injeção não deve ser utilizada. Conservar num recipiente bem fechado.

Utilizações: Reabastecimento de fluidos e electrólitos.

GLUCONATO DE CÁLCIO INJECÇÃO I.P 10m

<table>
<tr><td>Composição:
Gluconato de cálcio</td><td>LOTE Nº.   MFG. DATA:</td></tr>
<tr><td>Sacarato de cálcio D
Água esterilizada para injectáveis I. P</td><td rowspan="2">MFG. LIC. NO: DATA DE EXPIRAÇÃO:</td></tr>
<tr><td>Categoria: Repositor de cálcio</td></tr>
<tr><td colspan="2">APENAS PARA USO INTERNO.</td></tr>
<tr><td colspan="2">Utilização: Tratamento de doenças resultantes de de cálcio
Armazenamento: Armazenado num recipiente bem fechado a uma temperatura não superior a 25^{0}C</td></tr>
<tr><td colspan="2">MFG BY: ABCD   Lote: Rolo nº.</td></tr>
</table>

Etiqueta:

Resultado:

Experiência n.º 18

Objeto: Preparar e apresentar 10 cápsulas de Tetraciclina I.P

Requisitos: Aparelhos necessários: Almofariz e pilão, balança e espátula.

Químico necessário: Tetraciclina, Amido, Talco.

Princípio: A cápsula pode conter um ou mais medicamentos com ou sem excipientes. O conteúdo da cápsula pode ser sólido, líquido ou pastoso. Se a quantidade do fármaco ou do medicamento for insuficiente para encher a cápsula, utilizam-se diluentes para aumentar o volume. Depois de misturar o medicamento com os diluentes, seleciona-se o tamanho adequado da cápsula para o enchimento.

Fórmula:

S. Não.	Ingredientes	Fórmula oficial	Fórmula necessária
1.	Tetraciclina	250 mg	
2.	Amido	25 mg	
3.	Talco	25mg	Para 10 comprimidos

Cálculo:

Procedimento: Pesar a quantidade necessária de medicamento e outros excipientes.

- O teor de humidade deve ser inferior a 1,5%.
- O amido deve ser seco e peneirado a 100*, com uma humidade inferior a 1,5%.
- O talco deve ser seco e peneirado a 100S, com humidade inferior a 1%.
- Misturar todos os ingredientes uniformemente utilizando um almofariz e um pilão.
- As cápsulas vazias de número "0" são selecionadas para encher o conteúdo da cápsula. As cápsulas são guardadas num recipiente hermético.

Utilizar: Antibacteriano

Armazenamento: As cápsulas devem ser conservadas em local fresco e com humidade controlada.

Dose: A tetraciclina é tomada por via oral sob a forma de cápsulas ou líquido, geralmente duas a quatro vezes por dia durante sete a 14 dias.

Etiqueta:

TETRACICLINA CÁPSULA I. P	
Composição: Amido Talco	LOTE Nº. MFG. DATA: MFG. LIC. NO: DATA DE EXPIRAÇÃO:
Categoria: Antibacteriano	
APENAS PARA USO INTERNO	
Utilizar: Antibacteriano **Armazenamento:** Armazenado num recipiente bem fechado a uma temperatura não superior a 25ºC	
MFG BY: ABCD Lote: Rolo nº.	

Resultado:

Experiência n.º 19

Objetivo: Preparar e apresentar 10 comprimidos de Paracetamol.

Requisitos: Aparelhos necessários: Almofariz e pilão, copo, peneira n.º 10, máquina de perfuração de comprimidos

forno de ar quente

Químico necessário: Paracetamol, lactose, amido seco, estearato de magnésio, talco.

Princípio: O paracetamol tem propriedades analgésicas e antipiréticas, mas não tem propriedades anti-inflamatórias úteis. O paracetamol é facilmente absorvido pelo trato gastrointestinal. O paracetamol está classificado na classificação BCS ii. Os comprimidos são formas de dosagem sólidas que contêm um ou mais fármacos com ou sem excipientes, preparados por compressão. Proporcionam uma maior precisão da dose e uma menor variabilidade do conteúdo. Os materiais inertes utilizados para além dos ingredientes activos são coletivamente designados por aditivos para comprimidos.

Fórmula:

S. Não.	Ingredientes	Fórmula oficial	Fórmula necessária
1.	Paracetamol	125 mg	
2.	Lactose	375 mg	
3.	Talco	25mg	
4.	Amido	48mg	
5.	Mg. Estearato	40mg	
6.	5 % de amido	q.s.	

Cálculo:

Procedimento: Os comprimidos foram granulados utilizando o método de granulação húmida da seguinte forma.

- O paracetamol, a lactose e metade da quantidade de amido foram pesados e misturados cuidadosamente.
- Foi granulado utilizando 5% de mucilagem de amido como agente aglutinante e passado através de um crivo de malha n.º 10.
- Os grânulos obtidos foram secos a 55ºc durante 1 hora. Após a secagem, a

triagem a seco foi feita usando a tela de malha no.22.

- O resto do amido em pó, juntamente com talco e estearato de magnésio, foram adicionados e misturados. Estes grânulos foram comprimidos em comprimidos numa máquina de comprimidos rotativa Cad Mach de 16 estações (12 mm).

Utilização: Analgésico, antipirético, antirreumático.

Dose: 650 mg a 1000 mg de 4 em 4 horas, não excedendo 4000 mg por dia.

Etiqueta:

<table>
<tr><td colspan="2">PARACETAMOL COMPRIMIDO IP</td></tr>
<tr><td>Composição:
Paracetamol
Lactose
Amido
Talco
Estearato de magnésio</td><td rowspan="2">LOTE Nº. MFG. DATA:
MFG. LIC. NO: DATA DE EXPIRAÇÃO:</td></tr>
<tr><td>Categoria: Antipirético</td></tr>
<tr><td colspan="2">APENAS PARA USO INTERNO</td></tr>
<tr><td colspan="2">Utilização: Analgésico, antipirético, antirreumático.
Armazenamento: Armazenado num recipiente bem fechado a uma temperatura não superior a 25⁰C</td></tr>
<tr><td colspan="2">MFG BY: ABCD Lote: Rolo nº.</td></tr>
</table>

Resultado:

Experiência n.º 20

Objetivo: Preparar e apresentar 20 ml de champô.

Requisitos: Aparelhos necessários: Almofariz e pilão, balança, proveta, vareta de vidro,

espátula, copo, etc.

Químicos necessários: Óleo de coco, Óleo de rícino, Hidróxido de potássio, Glicerol, Perfume, Bórax, Água purificada

Princípio: A função do champô é limpar os cabelos e remover a sujidade, o pó e o sebo da superfície. Além disso, deixa o cabelo macio, lustroso e manejável. Se for utilizado sabão para limpar o cabelo após a secagem, este fica com uma mosca eletrostática ao pentear. O champô elimina este inconveniente e deixa o efeito condicionador.

Fórmula:

S. Não.	Ingredientes	Fórmula oficial	Fórmula necessária
1.	Óleo de coco	18%v/v	
2.	Óleo de rícino	4%v/v	
3.	Hidróxido de potássio	5,3w/v	
4.	Glicerol	4%v/v	
5.	Perfume	0,2%v/v	
6.	Bórax	0,5%w/v	
7.	Água purificada	68%v/v	20ml

Cálculo:

Procedimento: Num copo, aquecer o óleo de coco, o óleo de rícino com hidróxido de potássio e uma pequena quantidade

banho de água sobre água.

- Na água restante, adicionar glicerina. Misturar o bórax e o perfume. Misturar os dois líquidos até formar uma solução límpida.

Utilização: A função do champô é limpar os cabelos e remover a sujidade, o pó e o sebo da superfície.

Armazenamento: Armazenado em recipiente hermético bem fechado.

Etiqueta:

PARACETAMOL COMPRIMIDO IP		
Composição: Paracetamol Lactose Amido Talco Estearato de magnésio	LOTE Nº. MFG. LIC. NO:	MFG. DATA: DATA DE EXPIRAÇÃO:
Categoria: Antipirético		
APENAS PARA USO INTERNO.		
Utilização: Analgésico, antipirético, antirreumático Armazenamento: Armazenado num recipiente bem fechado a uma temperatura não superior a 25^{0}C		
MFG BY: ABCD	Lote:	Rolo nº.

SHAMPOO 20ml		
Composição: Óleo de coco Óleo de rícino Hidróxido de potássio	LOTE Nº. MFG. LIC. NO:	MFG. DATA: DATA DE EXPIRAÇÃO:

<table>
<tr><td>Glicerol
Perfume
Bórax
Água purificada</td><td rowspan="2"></td></tr>
<tr><td>Categoria: Limpeza do cabelo</td></tr>
<tr><td colspan="2">APENAS PARA USO EXTERNO</td></tr>
<tr><td colspan="2">Utilização: É utilizado para limpar os pêlos e para remover a sujidade, o pó e o sebo da superfície
Armazenamento: Armazenado num recipiente bem fechado a uma temperatura não superior a 25⁰C</td></tr>
<tr><td colspan="2">MFG BY: ABCD Lote: Rolo nº.</td></tr>
</table>

Resultado:

Experiência n.º 21

Objeto: Preparar e apresentar 30gm de creme frio.

Requisitos: Aparelhos necessários: Almofariz e pilão, balança, agitador de peneiras, prato da China, banho-maria. Produtos químicos necessários: Cera branca de abelhas, parafina líquida, bórax, perfume, água purificada.

Princípio: Os cremes são produtos semissólidos utilizados para a proteção da pele, para fins medicinais ou de embelezamento, como base para outros cosméticos e para acções de limpeza. Assim, os cremes são para uso externo, apenas o creme frio é utilizado como proteção da pele. A fórmula contém bórax e cera de abelha. O sabão de bórax é obtido através da mistura de cera de abelha e bórax.

Fórmula:

S. Não.	Ingredientes	Fórmula oficial	Fórmula necessária
1.	Cera de abelhas branca	20gm	
2.	Parafina líquida	60gm	
3.	Bórax	1gm	
4.	Perfume	adequado	
5.	Água purificada	19ml	30gm

Cálculo:

Procedimento: Aquece-se a cera de abelha e a parafina líquida até 700C num banho de água para obter uma massa fundida. Dissolver o bórax em água e aumentar a temperatura até à fase cerosa. De seguida, adiciona-se gradualmente a solução, com um armazenamento constante, até se obter o creme. A agitação deve ser vigorosa no início, mas depois deve ser abrandada para evitar a retenção de ar. Perfumar convenientemente e verter em seguida para um recipiente adequado.

Armazenamento: Armazenado num recipiente hermético bem fechado para evitar a desidratação. Podem também ser utilizados tubos dobráveis.

Utilização: É utilizado como emoliente e protetor da pele.

Etiqueta:

<table>
<tr><td colspan="2">CREME FRIO
30gm</td></tr>
<tr><td>Composição:
Cera de abelhas branca
Parafina líquida
Bórax
Perfume
Água purificada</td><td rowspan="2">LOTE Nº. MFG. DATA:
MFG. LIC. NO: DATA DE EXPIRAÇÃO:</td></tr>
<tr><td>Categoria: Emolientes e protectores</td></tr>
<tr><td colspan="2">APENAS PARA USO EXTERNO</td></tr>
<tr><td colspan="2">Utilização: É utilizado como emoliente e protetor da pele.
Armazenamento: Armazenado num recipiente bem fechado a uma temperatura não superior a 25⁰C</td></tr>
<tr><td colspan="2">MFG BY: ABCD Lote: Rolo nº.</td></tr>
</table>

Resultado:

Experiência n.º 22

Objeto: Preparar e apresentar batons de 20gm.

Requisitos: Aparelhos necessários: Almofariz e pilão, balança, proveta, vareta de vidro

espátula, copo, etc.

Produtos químicos necessários: Cera de carnaúba, cera de abelha, lanolina, álcool cetílico, carmim, perfume, óleo de rícino. **Princípio:** Os batons são normalmente preparados com uma base de óleo e cera, suficientemente rígida para formar um bastão com corante ou pigmento vermelho. O perfume é incorporado no óleo para aromatizar adequadamente os bastões. Estes são preparados por moldagem e finalmente guardados no estojo dos batons.

Fórmula:

S. Não.	Ingredientes	Fórmula oficial	Fórmula necessária
1.	Cera de carnaúba	10%w/v	
2.	Cera de abelha	15%w/v	
3.	Lanolina	5%w/v	
4.	Álcool cetílico	5%w/v	
5.	Perfume	adequado	
6.	Carmine	adequado	
7.	Óleo de rícino	65%w/v	20gm

Cálculo:

Procedimento: Misturar carmim em óleo de rícino.

- Derreter todas as ceras no banho-maria a cerca de 700C.
- Aquecer o óleo de rícino ao mesmo grau de temperatura e misturá-lo com as ceras derretidas.
- Lubrificar o molde com fluido lubrificante. Verter a massa fundida no molde.
- Deixar solidificar e depois cortar a superfície com uma faca afiada. Retire as varas do molde e coloque-as no estojo do batom.

Utilização: Aplicar com uma ligeira pressão nos lábios previamente humedecidos.

Armazenamento: Armazenado em recipiente hermético bem fechado.

<table>
<tr><td colspan="2">LIPSTICKS
20gm</td></tr>
<tr><td>Composição:
Cera de carnaúba
Cera de abelha
Lanolina
Álcool cetílico
Carmine
Perfume
Óleo de rícino</td><td rowspan="2">LOTE Nº. MFG. DATA:
MFG. LIC. NO: DATA DE EXPIRAÇÃO:</td></tr>
<tr><td>Categoria: Lábios pré-umedecidos</td></tr>
<tr><td colspan="2">APENAS PARA USO EXTERNO</td></tr>
<tr><td colspan="2">Utilização: Aplicar com uma ligeira pressão nos lábios previamente humedecidos.
Armazenamento: Armazenado num recipiente bem fechado a uma temperatura não superior a
25^{0}C</td></tr>
<tr><td colspan="2">MFG BY: ABCD Lote: Rolo nº.</td></tr>
</table>

Etiqueta:

Resultado:

Experiência n.º 23

Objetivo: Preparar e apresentar 30 g de creme de desaparecimento.

Requisitos: Aparelhos necessários: Almofariz e pilão, balança, banho-maria, copo, medidor

cilindro, etc.

Químicos necessários: Ácido esteárico, hidróxido de potássio, glicerina, perfume, água purificada

Princípio: Os cremes são produtos semi-sólidos utilizados para a proteção da pele. Para fins medicinais ou de embelezamento, como base para outros cosméticos e para acções de limpeza. Assim, os cremes destinam-se apenas a uso externo. O termo "vanishing" é utilizado para os cremes e loções que se espalham facilmente e desaparecem rapidamente quando esfregados na pele.

Fórmula:

S. Não.	Ingredientes	Fórmula oficial	Fórmula necessária
1.	Ácido esteárico	15%w/v	
2.	Hidróxido de potássio	0,7%w/v	
3.	Glicerina	8%w/v	
4.	Perfume	adequado	
5.	Água purificada	100%	30gm

Cálculo:

Procedimento: Dissolver o hidróxido de potássio numa pequena quantidade de água.

- Adicionar o ácido esteárico e aquecer até derreter.
- Misturar a glicerina com a quantidade restante de água e elevar a temperatura da mistura igual à da outra fase.
- Com uma trituração lenta mas contínua, misturar as duas fases até obter um creme homogéneo. Perfumá-lo adequadamente.

Armazenamento: Armazenar em recipientes de boca larga bem fechados ou em tubos dobráveis.

Utilização: Como base para outros cosméticos e para embelezamento.

Etiqueta:

<table>
<tr><td colspan="2">CREME DE VANIHING
20gm</td></tr>
<tr><td>Composição:
Ácido esteárico
Hidróxido de potássio,
Glicerina
Perfume
Água purificada</td><td rowspan="2">LOTE Nº. MFG. DATA:
MFG. LIC. NO: DATA DE EXPIRAÇÃO:</td></tr>
<tr><td>Categoria: Cosméticos</td></tr>
<tr><td colspan="2">APENAS PARA USO EXTERNO</td></tr>
<tr><td colspan="2">Utilização: Como base para outros cosméticos e para embelezamento
Armazenamento: Armazenado num recipiente bem fechado a uma temperatura não superior a 25^{0}C</td></tr>
<tr><td colspan="2">MFG BY: ABCD Lote: Rolo nº.</td></tr>
</table>

Resultado:

Experiência n.º 24

Objeto: Preparar e apresentar 20gm de pó facial

Requisitos: Aparelhos necessários: Almofariz e pilão, balança, agitador de peneiras, etc. Produtos químicos necessários: Talco, caulino, giz precipitado, estearato de zinco, óxido de zinco, perfume e corante.

Princípio: Trata-se de um cosmético para a pele. A fim de conferir um aspeto natural e fresco à pele do rosto, utiliza-se o pó facial. É aplicado com um sopro de pó. A preparação tem a capacidade de complementar a cor da pele, conferindo-lhe um acabamento aveludado, e também disfarça o brilho excessivo da pele devido à secreção das glândulas sebáceas e sudoríparas.

Fórmula:

S. Não.	Ingredientes	Fórmula oficial	Fórmula necessária
1.	Talco	75%w/v	
2.	Caulino	5%w/v	
3.	Precipitado de giz	5%w/v	
4.	Estearato de zinco	5%w/v	
5.	Óxido de zinco	10%w/v	
6.	Perfume e cor	q.s	20gm

Cálculo:

Procedimento: Todos os ingredientes sólidos são finamente pulverizados e peneirados para remover quaisquer partículas.

- O perfume é misturado com giz precipitado e macerado.
- Em seguida, todos os ingredientes são misturados por ordem crescente do seu peso.
- O misturador de fita é utilizado para a produção em grande escala.
- O pó é então transferido para um recipiente de plástico ou lata com a boca perfurada e fechada com uma tampa hermética.

Utilizações: Como cosmético para a pele do rosto

Armazenamento: Armazenado em recipiente hermético bem fechado.

Etiqueta:

<table>
<tr><td colspan="2">PÓ PARA O ROSTO
20gm</td></tr>
<tr><td>Composição:
Talco
Caulino
Precipitado de giz
Estearato de zinco
Óxido de zinco
Perfume e cor</td><td rowspan="2">LOTE Nº. MFG. DATA:
MFG. LIC. NO: DATA DE EXPIRAÇÃO:</td></tr>
<tr><td>Categoria: Cosméticos</td></tr>
<tr><td colspan="2">APENAS PARA USO EXTERNO</td></tr>
<tr><td colspan="2">Utilização: Como cosmético para a pele do rosto
Armazenamento: Armazenado num recipiente bem fechado a uma temperatura não superior a 25^{0}C</td></tr>
<tr><td colspan="2">MFG BY: ABCD Lote: Rolo nº.</td></tr>
</table>

Resultado:

Experiência n.º 25

Objeto: Preparar e apresentar 20gm de pasta de dentes.

Requisitos: Aparelhos necessários: Almofariz e pilão, balança, copo, pipeta, etc. Químicos necessários: Fosfato de Di-cálcio, Lauril Sulfato de Sódio, PEG, Glicerina. Sacarina sódica, goma de tragacanto, óleo de hortelã-pimenta, água.

Princípio: Os dentífricos, como as pastas de dentes, os pós e os géis dentários, destinam-se a limpar a superfície dos dentes, removendo os resíduos alimentares e a placa bacteriana aderida à superfície dos dentes, que é a principal causa dos problemas dentários.

Fórmula:

S. Não.	Ingredientes	Fórmula oficial	Fórmula necessária
1.	Fosfato dicálcico	45gm	
2.	Lauril Sulfato de Sódio	1,2 gm	
3.	PEG	5.9gm	
4.	Glicerina	30gm	
5.	Sacarina de sódio	0,5 g	
6.	Goma-tragacanto	2gm	
7.	Óleo de hortelã-pimenta	q. s	
8.	Água	q. s até 100gm	20gm

Cálculo:

Procedimento: Misturar a goma de tragacanto e os humectantes com água. Adicionar fosfato de di-cálcio à mistura anterior. O aroma e o SLS foram adicionados suavemente com agitação. A pasta de dentes está pronta para ser rotulada.

Utilizações: Limpeza da superfície dos dentes.

Armazenamento: Armazenado em recipiente hermético bem fechado.

Etiqueta:

PASTA DE DENTES 20gm

<table>
<tr><td>Composição:
Fosfato de di-cálcio
Lauril Sulfato de Sódio
PEG
Glicerina
Sacarina de sódio,
Goma-tragacanto
Óleo de hortelã-pimenta,
água</td><td rowspan="2">LOTE Nº. MFG. DATA:
MFG. LIC. NO: DATA DE EXPIRAÇÃO:</td></tr>
<tr><td>Categoria: Dentifrices</td></tr>
<tr><td colspan="2">APENAS PARA USO INTERNO</td></tr>
<tr><td colspan="2">Utilização: Limpeza da superfície dos dentes
Armazenamento: Armazenado num recipiente bem fechado a uma temperatura não superior a 25^{0}C</td></tr>
<tr><td colspan="2">MFG BY: ABCD Lote: Rolo nº.</td></tr>
</table>

Resultado:

Referências

- Mehta R.M., Dispensing Pharmacy, Vallabh Prakashan, New Delhi, 2017.
- Gaud R.S. and Gupta G. D., Practical Pharmaceutics, CBS publication first edition reprint 2004, 2005, 2006, 2007, 2009, 2011,2016.
- The Theory and Practice of Industrial Pharmacy by Leon Lachman, Third Edition, 1990, K.M. varghese Company.
- Laboratory Manual of Physical Pharmaceutics by C.V.S. Subrahmanyam, Second Edition, 2014
- Indian Pharmacopoeia 2010, Vol. I, Sixth Edition, Published by The Indian Pharmacopoeia Commission, Ghaziabad Page No. 187-193, 748.
- Drug Formulation Manual by D.P.S. Kohli and D.H. Shah, Eastern Publication, Second Edition (Reprint) 2003.
- Ophthalmic Preparations, the International Pharmacopoeia, Eighth Edition, 2018.

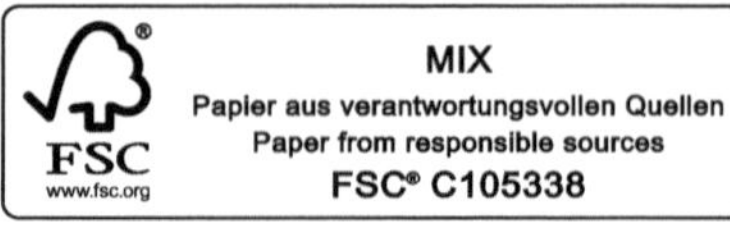

Printed by Books on Demand GmbH, Norderstedt / Germany